Ravi Roy & Carola Lage-Roy

HOMÖOPATHISCHER RATGEBER

Reisen

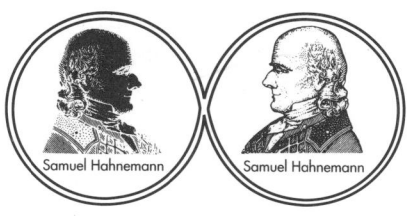

Lage & Roy

Impressum Homöopathischer Ratgeber „Reisen"

1. Veröffentlichung 1983
Neue überarbeitete Auflage 1992
7. Auflage 1995
Gedruckt auf chlorfrei gebleichtem Papier
© Lage & Roy Verlag für homöopathische Literatur
Hörnleweg 36, 82418 Murnau
Alle Rechte beim Verlag
Titelfoto: Gisela Adam
Satz: Gisela Baranek
Druck: Druckerei Späthling, Weißenstadt
ISSN: 0941-4843   ISBN-3-929108-01-1

INHALT

II

Die Reiseplanung

Wenn einer eine Reise tut...

... dann ist er zunächst einmal voller Vorfreude auf eine erlebnisreiche Zeit. Kaum oder selten wird ihm dabei bewußt, wie sehr kleine oder große "Unpäßlichkeiten" den Verlauf dieser Reise stören - ja, beeinträchtigen können. Damit das nicht passiert, ist zweierlei nötig:

- zum einen eine möglichst gründliche Information vor der Reise über Klima, Land und Leute;
- zum anderen das Wissen, wie man sich in welchen Situation am besten helfen kann, wenn Gefahren für die Gesundheit drohen.

Denn ein Mitteleuropäer macht sich in der Regel keinen Begriff davon, was ihn in einem fremden Land - vor allem unter extremen Bedingungen, wie zum Beispiel in den Tropen - erwartet.

Allein schon diese innere Vorbereitung ist ein Schutzfaktor an sich. Effektiv ergänzt wird sie durch die Homöopathie, mit der nahezu alle gefährlichen Eventualitäten erfolgreich gemeistert werden können. Jedes der empfohlenen homöopathischen Mittel führt dem Organismus in der entsprechenden Situation die Information zu, die er braucht, um wieder "ins Lot" zu kommen: auf sanfte, ganzheitlich wirkende Weise.

Zum praktischen Umgang mit diesem Reiseratgeber

Sie sollten sich den Reiseratgeber vor Ihrer Reise durchlesen, um sich gut auf Ihre Fahrt vorbereiten zu können. Sie werden Ernährungsratschläge, Mittel zur Akklimatisierung an tropisches Klima sowie Mittel gegen Reiseunpäßlichkeiten finden. Der vorbeugende homöopathische Schutz, die sogenannten homöopathischen Impfungen gegen bestimmte Tropenkrankheiten, muß schon vor der Reise vollzogen werden. Sie können sich mit den Therapiemöglichkeiten der Reise- und Tropenkrankheiten bekannt machen und sich entsprechend ihrer individuellen Bedürfnisse eine eigene Reiseapotheke zusammenstellen.

C- oder D-Potenzen?

Vor der Entscheidung C- oder D-Potenzen zu wählen, werden Sie außer in Deutschland in keinem anderen Land stehen. Denn überall sonst in der homöopathischen Welt werden C-Potenzen benutzt, und deswegen empfehlen wir sie auch. Wenn Sie allerdings schwer C-Potenzen bekommen, können Sie ohne Wirksamkeitsverlust auch D-Potenzen verwenden. In englischsprachigen Ländern wird bei Centisemal-Potenzen nur die Potenzzahl genannt (statt C 200 nur 200). Die D-Potenzen werden mit X bezeichnet (statt D 3   X 3).

1

Die Brieftaschenreiseapotheke

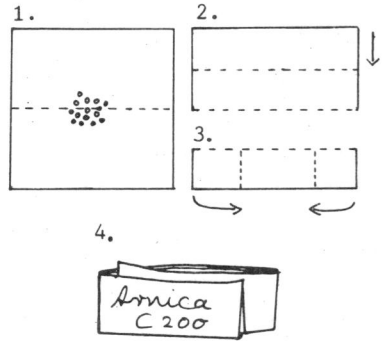

Sie sind am besten beraten, wenn Sie sich vor der Reise eine handliche Apotheke zusammenstellen, die in der Brieftasche Platz findet und im Notfall immer zur Hand ist.

Schneiden Sie sich aus Alufolie ein ungefähr 10 x 10 cm großes Stück. Dann geben Sie auf die Folie etwa einen gestrichenen Teelöffel Milchzucker und 3 - 5 Tropfen Arzneiflüssigkeit. Anschließend falten Sie die Alufolie zu einem kleinen Briefchen und versehen es mit einem beschrifteten Aufkleber. Globuli können genauso mitgenommen werden.

Homöopathie in Ihrem Urlaubsland

In Ländern, die mit homöopathischen Apotheken gut versorgt sind, werden Sie entsprechend viele Homöopathen finden.

Die folgenden Angaben haben keinen Anspruch auf Vollständigkeit.

Europa

BRD: In allen Großstädten und meisten Kleinstädten gute Ausstattung.

Schweiz: in den Großstädten gibt es homöopathische Apotheken, aber meist müssen die Mittel in Genf bestellt werden.

Österreich: außer in Wien schlecht.

Italien: außer in Rom und zum Teil Mailand schlecht.

Frankreich: in Paris, Lyon, Bordeaux gut, weitere Informationen fehlen uns.

Belgien: in Brüssel gut, sonst?

Spanien: in Großstädten.

Griechenland: in Athen gut, sonst ist uns die Lage unbekannt.

GUS: Moskau und Leningrad sollen ausreichend versorgt sein.

Skandinavien: sehr schlecht versorgt, Mittel unbedingt mitnehmen.

Portugal: wie Skandinavien und die slavischen Länder.

Die slavischen Länder, Ungarn : Mittel unbedingt mitnehmen.

Holland und England: ähnlich wie BRD.

Nordamerika

U.S.A.: nicht ausreichend, außer in Philadelphia, New York, Chicago, Los Angeles, West Hollywood und in manch anderer Großstadt.

Kanada: schlecht.

Mexico: Mexico City u.a. Großstädte gut.

2

Südamerika

Im großen und ganzen in den Großstädten ausreichend, besonders in Argentinien, Bolivien, Brasilien, Chile.

Afrika

Wenn überhaupt, dann nur in den Hauptstädten, außer in den ehemals oder immer noch von englischsprachigen Weißen besetzten Ländern. In Benin und Ghana gut.

Asien

In den arabischen Ländern gibt es unseres Wissens, außer vielleicht in Syrien, noch keine Homöopathie.

Israel: Homöopathen gibt es, aber keine homöopathischen Apotheken.
Persien: Hauptstadt gut versorgt.
Pakistan: sehr gut.
Indien: Erstklassige Versorgung, besonders Nordindien, sogar die kleinste Stadt verfügt über eine homöopathische Apotheke, in Bengalen wird Sie sogar jedes Dorfkind zu einem Homöopathen führen können.
Burma: Rangun·
Nepal: Kathmandu
Sri Lanka(Ceylon): ausreichend.
Australien + Neuseeland: Nur in den Großstädten.

I. Verabreichung homöopathischer Arzneimittel

Die Dosierung

Je nach Intensität der Symptome und Gefährlichkeit des Zustandes, alle 5 - 10 Minuten, bis zu 1x täglich eine Gabe verabreichen. Wenn die Dosierung nicht angegeben ist, dann geben Sie alle 2 Stunden eine Gabe. Sobald deutliche Besserung eintritt, das Mittel nur dann wiederholen, wenn die Wirkung nachläßt.

Und wie werden homöopathische Mittel verabreicht?

Sie können als Globuli (Zuckerkügelchen) oder als Tropfen entweder direkt auf die Zunge oder in etwas Wasser aufgelöst, eingenommen werden. Sie sollen nicht mit dem Essen zusammen genommen werden, sondern mindestens eine halbe Stunde vorher oder eine Stunde hinterher. Das gleiche gilt für das Zähneputzen - Zahnpasten enthalten ätherische Öle (z.B. Menthol), die die Wirkung des homöopathischen Mittels beeinträchtigen; ähnlich verhält es sich mit Kaugummi und Kräuterbonbons und Kaffee. Äußerliche Anwendung siehe Seite 21.

Was ist eine Gabe?

Eine Gabe besteht aus 2 - 3 Kügelchen oder Tropfen. Kügelchen läßt man auf der

Zunge zergehen. Wenn das Mittel in Pulverform vorhanden ist (s. Brieftaschen-apotheke), dann besteht eine Gabe aus einer Messerspitze. Es ist empfehlenswert das Mittel in Wasser zu verabreichen, wenn mehrere Gaben am Tag gebraucht werden; dann wird 1 Teelöffel als eine Gabe berechnet. 3 Kügelchen oder Tropfen auf eine Tasse Wasser geben, umrühren und zugedeckt halten. Das arzneiliche Wasser hält sich gut einen Tag.

Reaktionen: Die homöopathische Verschlimmerung

Manchmal reagiert der Organismus mit einer überschießenden Heilreaktion. Die Symptome verschlimmern sich und es geht kurze Zeit schlechter (1/4 Stunde bis zu einigen Stunden). Dieser Zustand reguliert sich von alleine, nach und nach geht es immer besser.

In diesem Fall darf das Mittel **nicht mehr** wiederholt werden. In den meisten Fällen wird kein Mittel mehr notwendig sein. Wenn die Symptome aber zurück-kehren, können Sie das Mittel wiederholen.

WICHTIG:	Bei akuter Lebensgefahr treten niemals Reaktionen auf das richtige homöopathische Mittel auf. Hier ist zu beachten: Tritt Besserung auffallend schnell ein, ist eine Wiederholung **nicht** notwendig.

II. Allgemeine Ratschläge und Hinweise auf Reisen

1. Fahrtbedingte Beschwerden

a) Fliegerkrankheit (Beschwerden durch Fliegen)
Ohrenschmerzen, Kopfschmerzen, Übelkeit beim Landen und Starten -
BELLADONNA C 200.
- *Dosis:* 1 Gabe des Mittels 6 - 12 Std. vor dem Abflug, die 2. Gabe kurz vorher.
Das Mittel wirkt sehr schnell, man kann es auch erst im Flugzeug einnehmen, wenn die Beschwerden auftreten.

Angst beim Landen bzw. durch atmosphärische Virulenzen ("Sturzangst") -
BORAX C 200.
- *Dosis:* 3 Tage vorher je 1 Gabe Borax.

Panische Angst vor dem Fliegen - GELSEMIUM C 200
- *Dosis:* 1 Woche lang täglich 1 Gabe Gelsemium.
Es kann jederzeit behandelt werden.

b) Seekrankheit
Der beste Platz für Menschen, die zur Seekrankheit neigen, ist in der Mitte des Schiffes, dort sind am wenigsten Schaukelbewegungen zu spüren.
- *Vorbeugend*: 4 - 5 Tage vor der Abreise 1x täglich TABACUM C 200.

4

Wenn die Übelkeit erst durch starken Sturm ausbricht, in kurzen Abständen wiederholen, immer dann, wenn die Übelkeit zurückkehrt.

Bei schon ausgebrochener Seekrankheit, sei es durch Nichtvorhandensein oder Nichtwirksamkeit von Tabacum, sollten Sie kleine Mengen Meerwasser trinken.

Anmerkung: Tabacum ist von großer Wirksamkeit und kommt am häufigsten vor, aber es gibt auch Ausnahmen, wo andere Mittel indiziert sind (die aber den Rahmen dieser Broschüre überschreiten würden). Tabacum heilt die Veranlagung meist nicht für immer aus, dafür ist eine konstitutionelle Behandlung notwendig.

c) Reisekrankheit

Bei Auto-, Bus- oder Zugfahrten etc. COCCULUS C 200, 3 Tage vorher jeweils eine Gabe einnehmen. Cocculus heilt aber in den meisten Fällen die Neigung zur Reisekrankheit auch nicht aus. Hierzu ist eine konstitutionelle Behandlung notwendig.

d) Jetlag

Wenn Sie bewußter mit Essen und Alkohol umgehen, sich im Flugzeug etwas Bewegung verschaffen, werden Sie das Jetlag besser in den Griff bekommen. Empfehlenswert ist es sich Frischkost mitzunehmen.

NUX VOMICA C 200 erleichtert es einem mit der Zeitverschiebung nach Flugreisen besser zurechtzukommen (z. B. gestörter Schlaf-Wachrhythmus).
- *Dosis:* 1 Gabe alle 2 - 4 Stunden.

In selteneren Fällen, wenn Nux vomica nicht hilft, ist SULFUR angezeigt.
- *Dosis:* 2 - 3 Gaben im Abstand von 4 Stunden genügen.

2. Erste - Hilfe - Ratschläge

Nur die wichtigsten Fälle werden hier beschrieben. Ausführliche Informationen finden Sie in unserem Buch "Selbstheilung durch Homöopathie", dessen Notfallkapitel speziell für Reisende in Broschürenform herausgegeben wurde ("Homöopathischer Ratgeber bei Notfällen").

a) Lebensmittelvergiftung

ARSENICUM ALBUM C 200 alle 15 Minuten bis 2stündlich je nach Intensität der Symptome.

b) Verdorbenes bzw. schlechtes Wasser

Bei Durchfall ALSTONIA SCHOLARIS D 2
- *Dosis:* 5 Tropfen auf etwas Wasser nach jedem Stuhlgang.

Wenn das Mittel nicht zu bekommen ist, kann man sich auch aus einer kleinen Menge Ingwer zusammen mit braunem Rohrzucker einen Tee kochen. Während der Dauer der Erkrankung trinken. Beachten Sie die allgemeinen Ratschläge bei Durchfall.

Tritt sehr hohes Fieber ein, PYROGENIUM C 200 geben.

- *Dosis:* 3 Gaben in 2stündlichem Abstand.

c) Wunden

ARNICA ist das Hauptmittel bei Verletzungen. Es fördert die Wundheilung und beugt Komplikationen, wie z. B. Tetanus, vor. Je nach Schwere der Verletzung innerlich und/oder äußerliche Anwendung.

Tetanus (Wundstarrkrampf)

Tetanusgefahr ist gegeben bei Wunden, an die kein Sauerstoff gelangt, da sich der Tetanuserreger nur unter anaeroben Bedingungen entwickeln kann. Er hält sich vorwiegend in Erde und Mist, besonders Pferdemist auf. Nicht blutende Stichwunden sind besonders gefährdet.

- *Vorbeugung:* Jede nichtblutende Wunde muß deshalb so lange gedrückt werden, bis einige Blutstropfen herausquellen.

Bei Stichwunden LEDUM C 200 innerlich.

- *Dosis:* Kleine Wunden brauchen 2 - 3 Gaben im Abstand von 2 - 4 Stunden. Größere Wunden: 2 - 3 Tage lang, anfangs alle 2 Stunden, später alle 4 - 6 Stunden.

Bei Tetanus HYPERICUM C 200 innerlich.

- *Dosis:* Je nach Schwere des Krankheitzustandes alle Stunde bis 4 Stunden wiederholen.

Blutvergiftung

Besteht die Gefahr der Blutvergiftung nach Verwundung kann man GUNPOWDER D 3 - 12, 3x täglich nehmen. Wenn es schon zur Blutvergiftung gekommen ist,wirkt es ebenfalls heilend. Es muß entsprechend öfter eingenommen werden.

Geschwüre

Prophylaktisch werden alle Wunden mit verdünnter CALENDULA-Urtinktur gereinigt und ARNICA innerlich eingenommen. Auf Wundgeschwüre werden Calendula-Urtinktur-Kompressen aufgelegt. Andere Geschwüre können ebenso versorgt werden, sollten aber besser von einem Homöopathen behandelt werden.

Riß- und Schürfwunden

Verletzungen, wie sie bei Korallentauchern, Bergsteigern etc. vorkommen, müssen mit CALENDULA-Urtinktur-Kompressen oder Calendula-Salbe behandelt werden. Die Tinktur soll auch innerlich 3 - 5 Tropfen auf 1/2 Glas Wasser einige Male am Tag teelöffelweise eingenommen werden.

Beachte :	Auf offene Wunden keinesfalls Arnicatinktur geben! Große Entzündungsgefahr.

d) Beschwerden durch Wandern

Blasen an den Füßen: z. B. durch schlechtsitzende Schuhe
- Kompressen mit ARNICA C 200.

Wundgelaufene Füße: Heiße entzündete Fußsohlen durch langes Laufen
- Die Stelle mit einer rohen *Zwiebel* einreiben.

Körperliche Anstrengung: Wenn Sie sich durch eine Wanderung, eine Reise oder einen Einkaufsbummel körperlich angegriffen und zerschlagen fühlen, können Sie ARNICA C 200 nehmen, meist reicht eine Gabe.

Reisestrapazen: Wenn Sie sich durch eine anstrengende lange Reise sehr mitgenommen und geschwächt fühlen, wird eine Tasse *Kaffee* die Lebensgeister wieder wecken (Bei Kaffeetrinkern hilft es kaum oder gar nicht - sie sollen besser eine Gabe COFFEA C 200 nehmen).

III. Tips für Tropenreisende

1. Anpassung

Die tropischen Krankheiten können, wenn auch selten, in nicht tropischem Klima auftreten. Ein Reisender ist dabei vielfach anfälliger als ein Einheimischer und zwar aus verschieden Gründen.

Der Hauptgrund liegt meist darin, daß er entweder noch nicht, oder zu wenig mit der Lebensweise in tropischen Ländern vertraut ist. Es gibt Fälle, wo sich ein Organismus überhaupt nicht eingewöhnen kann, aber in der Regel lernt er relativ schnell sich umzustellen. Alles hängt von seiner individuellen Anpassungsfähigkeit ab. Ist sie gut, ist die Anfälligkeit für Tropenkrankheiten entsprechend geringer. Diese Anpassungsfähigkeit kann man trainieren und fördern.

WICHTIG: Je bewußter und gründlicher Sie sich auf die Reise vorbereiten, umso besser können Sie Ihre Anpassungsfähigkeit schulen. Einige Wochen vor der Reise sollten Sie schon mit den Vorbereitungen beginnen:
- für ein bißchen Kondition sorgen;
- eine Reinigungskur oder Fasten sind sehr empfehlenswert, zumindestens leichte Kost und mengenmäßig weniger essen;
- Konsum von Zigaretten, Alkohol und derartigem reduzieren bzw. im Reiseland einstellen, möglichst aber in der ersten Zeit bis der Organismus sich umgestellt hat.
- Schokolade, Kekse, Bonbons und derartiges sollte man in den Tropen meiden und vorher schon reduzieren.

2. Gewohnheiten

Man hat es im Ausland leichter, wenn man alte Gewohnheiten und Vorlieben Zuhause läßt. Der englische Spruch "when in Rome, do as the Romans do", paßt

7

hier sehr gut. Aber mit einer Messerspitze Vernunft. Nie in dem Maße, wie es sich die Einheimischen auf Grund ihres "angepaßten" Organismus erlauben können.

3. Essen und Trinken

Frühstücken soll man mäßig - Haferflocken und Müsli bekommen in der Heimat, aber nicht in den Tropen. Am besten Obst, Joghurt, Zwieback oder Puffreis essen - was gerade in dem jeweiligen Land angeboten wird.

Mittags genügsam essen: Am besten Melonen oder Wassermelonen und ähnliches. Sonst stehen zur Auswahl: Joghurt, Puffreis, geröstete Erbsen oder Kichererbsen, rohes oder gekochtes Gemüse - nicht zu viele verschiedene Sachen auf einmal essen. Am Spätnachmittag oder Frühabend können Sie ausgiebiger speisen. Dabei ist es wichtig, größere Mengen von Fett, besonders Gebratenes zu meiden.

Beachte:

- N i e m a l s 2 Obstsorten auf einmal essen - mindestens 2 Stunden Abstand lassen. Das gilt auch für Melonen und Wassermelonen - entweder das Eine oder das Andere.
- Obst und Gemüse immer gründlich waschen.
- Speisen nie aufbewahren - nur so viel kochen, daß kein Rest bleibt! Sie verderben sehr schnell, außer im Kühlschrank oder wenn viel Fett und Gewürze benutzt worden sind.

> **Wie die EINHEIMISCHEN sich in den Tropen ernähren:**
> Sie frühstücken wenig bzw. nicht. Nur Schwerarbeiter essen morgens eine Kleinigkeit. Es wird höchstens etwas getrunken. Kinder bekommen Milch zu trinken. Am Spätvormittag, bevor die große Hitze einbricht, wird das erste Mahl eingenommen - Gemüse, Hülsenfrüchte, Rotis (indische Fladen) oder Reis. Nachmittags wird manchmal Obst gegessen, in der Regel wird aber nur getrunken. Unterwegs kann die erste Mahlzeit nur aus Obst bestehen oder Puffreis mit etwas gerösteten Kichererbsen.
> Bei Einbruch der Dunkelheit speisen sie wieder ähnlich wie am Vormittag. Zum Schließen des Magens essen sie hinterher eine kleine Menge braune Zuckerrohrmasse. Bei besonderen Gelegenheiten werden als Nachtisch Süßspeisen oder Süßigkeiten gegessen. Abends essen sie grundsätzlich kein Obst. Getrunken wird hauptsächlich Wasser, das in Tongefäßen aufbewahrt wird, wodurch es angenehm kühl ist, und das Stadtwasser z. T. seinen Chlorgeschmack verliert.
> IN DER STADT werden Sie diesen durch die Hitze bedingten Tagesrhythmus in dieser Strenge nicht erleben, das Stadtleben ist überhaupt nicht mit dem gesunden Leben auf dem Land zu vergleichen.

Wasser aus Brunnen, die in Gebrauch sind, können Sie gefahrlos trinken. Es soll keinen Geruch haben oder schlecht schmecken. Ausnahme: leicht bitter.

Daneben gibt es eine Reihe von Getränken, die sehr erfrischend und wohltuend sind.

- Buttermilch.
- Joghurttrunk: den Joghurt mit einem Löffel cremig schlagen und mit viel Wasser verdünnen. Er reguliert die Darmfunktion. Bei sehr heißer Witterung etwas Salz dazu geben.
  N i e m a l s süßen - besonders dann nicht, wenn ein feucht-warmes Klima herrscht.
- Limonade: eine halbe Limone in ein Glas kaltes Wasser auspressen, entsprechend mit Zucker (nicht mit Honig) süßen, um den Geschmack abzurunden. Eventuell etwas zerstossenes Eis dazugeben. Sie erfrischt, gibt Energie und läßt die Hitze besser vertragen. Bei Magen- oder Darmkrankheiten statt Zucker Salz verwenden.
- Tamarindentrunk: Tamarinde in Wasser einweichen, das Fruchtfleisch mit der Hand herausdrücken und sehr verdünnt, mit etwas Rohrzucker gesüßt, kühl trinken. Wirkt auf den Darm entschlackend und kühlend.

| WICHTIG: | Niemals Frischmilch trinken. Vorher abkochen! |

Tropische Jahreszeiten

Winter: In Gebieten, wo es einen Winter gibt - auch in den Tropen kann es ganz schön kalt werden, besonders auf dem Land - entsprechend vorbereiten! Ab Mitte Februar gibt es sehr warme Tage, aber bis in den März hinein kann es plötzlich kalt werden. Zu dieser Jahreszeit brauchen Sie sich mit dem Essen keine Beschränkungen aufzuerlegen. Es herrscht dann meist eine trockene Kälte, und der Körper verlangt nun viel mehr an energiereicher Nahrung. Entsprechend "gutmütiger" reagiert er auf jede Art von Kost.

Regenzeit - Monsoon: Wenn es tagelang regnet, gilt folgendes für den Speiseplan:
- Joghurt weglassen.
- Alle Arten von Kohlehydraten reduzieren, speziell Zucker.
- Kleine Mengen von grünem Chili sind zu empfehlen - sie wirken vorbeugend gegen viele Krankheiten zu dieser Zeit; sie sind natürlich sehr scharf und müssen mit irgendetwas gemischt werden; eine ganz kleine Menge am Tag reicht. Das rote Chilipulver ist dagegen schädlich und sollte möglichst gemieden werden.
- Wichtige Vitaminspender: eine überall bekannte und erhältliche Minzeart und Korianderblätter (gibt es zu allen Zeiten).
- Viel Gemüse essen. Je mehr Gemüse und weniger Kohlenhydrate Sie essen, umso besser kommen Sie mit der Feuchtigkeit zurecht.

9

- Mango ist besonders wertvoll bei feuchtem Wetter. Diese Frucht eignet sich sehr gut als Frühstück oder als Zwischenmahlzeit. Bei den Hauptmahlzeiten sollten Sie sie dagegen meiden. Nach dem Verzehr von Mangos ist es wichtig, eine kleine Menge gekochter Milch zu sich zu nehmen. Die Mangos werden dann besser verdaut. Sonst Milch eher meiden, außer im Winter.

B e a c h t e : Bei den Mahlzeiten grundsätzlich Milch meiden.

Nach-Monsoon-Zeit: Es herrrscht mindestens 4 Wochen lang eine sehr hohe Luftfeuchtigkeit. Man verhalte sich wie bei Regenzeit.

MANGOS:	Niemals auch nur geringfügig **u n r e i f e** Mangos essen - es besteht Ruhrgefahr! Unreife Mangos nur gekocht oder als Pickles zu sich nehmen. Ausgewachsene Mangos reifen in wenigen Tagen nach. Mangos nicht verzehren, wenn das Wetter sehr trocken ist.

4. Homöopathische Maßnahmen

a) Wie Sie heißes Klima besser vertragen

Wenn Sie sich gut vorbereitet haben, verläuft dieser Prozeß ohne große Schwierigkeiten. Treten trotzdem welche auf, z. B. Schwäche, Schweregefühl, Durstlosigkeit oder andere bedenkliche Symptome, dann sind folgende Maßnahmen zu ergreifen:

Allgemeine Tips:
- Sofort alle Kohlenhydrate weglassen;
- Joghurttrunk oder Buttermilch zu sich nehmen;
- Nachmittags eignen sich Limonade oder Tamarindentrunk;
- Stets nur ein Getränk auf einmal zu sich nehmen.

Homöopathische Behandlung:

- bei heiß-trockener Wetterlage:

NATRIUM MURIATICUM C 200, alle 4 Std. eine Gabe, bis die Beschwerden vorbei sind.

- bei warm-feuchter Wetterlage:

NATRIUM SULFURICUM C 200, 4 - 6stündlich, bis die Beschwerden vorbei sind.

- durch direkte Sonneneinwirkung:

NATRIUM CARBONICUM C 200, alle 4 Std. (Im Notfall wirkt Natrium mur. auch)

b) Sonnenbrand

Essig auf die Brandstelle; wenn die Haut sehr empfindlich ist, etwas mit Wasser verdünnen. Hilft *Essig* nicht genügend (trifft nur in wenigen Fällen zu), dann CANTHARIS C 200 geben, und zwar einige Tropfen auf ein Glas Wasser und davon alle 2 Stunden einen Schluck trinken. Auf die Brandstelle können Sie ein in

10

Cantharis-Wasser (Urtinktur oder C 200 einige Tropfen auf etwas Wasser) getauchtes Tuch legen. Genauso können Sie ein in Essig getränktes Tuch darauf legen.

c) Sonnenstich

Prophylaxe: Meiden Sie die direkte Mittagssonne (ca. 11 - 17 Uhr). Wenn Sie trotzdem ins Freie gehen wollen, beachten Sie folgendes:

- **niemals ohne Kopfbedeckung; die Bedeckung soll orange- bis tiefrotfarbig sein, zumindest einen orangefarbenen Streifen haben, denn rot wirkt vorbeugend gegen Sonnenstich.**
- Tamarindentrunk zu sich nehmen, bevor Sie in die Hitze gehen.
- Wassermelonen oder Melonen eignen sich ebenfalls gut als Prophylaxe, - zumindest sollten Sie immer genügend Wasser trinken.
- Vorsicht: Nach Wassermelonen ca. 1 Std. nichts trinken. Nach Melonen dürfen Sie trinken; am besten Scherbett (eine Art trop. hausgemachte Limonade).
- bei allergischen Reaktionen auf Wassermelonen (Durchfall oder sonstiges) bereiten Sie sich einen Tee aus einer kleinen Menge Ingwer und Rohrzucker.
- **Alarmsignal:** Hören Sie auf zu schwitzen, müssen Sie sofort Schatten und Kühle suchen und Flüssigkeit zu sich nehmen - Sonnenstichgefahr.

Behandlung: Bei Bewußtlosigkeit durch Sonnenstich: schnellstens aus der prallen Sonne wegbringen, kaltes Wasser - wenn vorhanden, einen Schuß Essig zufügen - aufs Gesicht träufeln. Eine Gabe GLONOINUM C 200 geben. Wenn das Bewußtsein zurückkehrt, am Aufstehen hindern und Wasser schluckweise trinken lassen; später Limonade oder Tamarindentrunk geben. Zum Essen eignet sich zuerst Melone oder Wassermelone.

- Bei einem weniger dramatischen Sonnenstich ist die Behandlung vielfältiger. Ausführlicher in "Homöopathischer Ratgeber bei Notfällen".

Sie können sich mit einfachen Maßnahmen helfen - anfänglich viel Ruhe, viel trinken, besonders den Tamarindentrunk. Später, wenn der Appetit wiederkommt, gesalzenen Puffreis essen. Gründlich und langsam kauen. Einige geröstete Kichererbsen können auch dazu gegessen werden.

- Bei schwüler Hitze, wenn Schwäche zurückbleibt, dann einmal täglich NATRIUM SULF. C 200 als Nachbehandlung solange geben, bis die Schwäche überwunden ist.

d) Kälteeinwirkung

Wenn man in eine Gegend reist, die wesentlich kühler ist,besonders feucht-kalt, können durch den starken Temperaturwechsel Beschwerden auftreten. Hier hilft 1 Gabe DULCAMARA C 200. Nach Bedarf wiederholen.

e) Höhenkrankheit

Wenn man in die Berge kommt, kann es ab einer gewissen Höhe zu Anpassungsschwierigkeiten an die dünne, sauerstoffarme Luft kommen. Hier hilft COCA C 200 bis ca. 3000 m Höhe. Bei Höhen über 3000 m hilft bei manchen Menschen die Hochpotenz nicht zufriedenstellend oder gar nicht. In diesem Fall braucht man die niedrige Potenz.

● *Dosis:* Coca D 1 - D 6, 1/2 - 1stündlich.

Möchten Sie prophylaktisch vorgehen: 4 - 6 Wochen vor der Tour in die Berge 1x wöchentlich 1 Gabe Coca C 200 einnehmen. Das Körpertraining aber nicht vernachlässigen!

Wenn Coca nicht hilft, ARSENICUM ALBUM C 200 nehmen.

● *Dosis:* Alle 1 - 2 Std. eine Gabe, bis Sie genügend Sauerstoff assimilieren können.

Danach als Folgemittel:

- wenn der Mensch noch sehr euphorisch ist: COCA C 200 alle 4 Std.

- sonst SULFUR C 200 1 Gabe.

Wenn Lebensgefahr besteht:

● ARSENICUM ALBUM C 200 alle 15 - 30 Minuten geben.

Nachdem die Gefahr vorbei ist, 1 Gabe SULFUR C 200 zur Stabilisierung geben.

● Bei Lungenentzündung folgt PHOSPHOR Arsen häufig. Phosphor C 200 alle 2 - 4 Std. etwa 4 - 6 Gaben reichen meist aus.

f) Unverträglichkeit von Meeresklima

NATRIUM MURIATICUM C 200 nimmt die Überempfindlichkeit auf Meeresluft. Vor der Abreise 3 Gaben - jeden 3. Tag eine Gabe.

IV. Impfungen - Prophylaxe - Behandlung von tropischen Infektionskrankheiten

Die gesetzlichen Bestimmungen zu diesem Thema entnehmen Sie bitte dem Ratgeber für Tropen- und Fernreisende, Tropeninstitut, München.

In unserem Ratgeber wurde aus Platz- und Übersichtsgründen darauf verzichtet, die Symptome der in den Tropen vorkommenden Krankheiten ausführlicher zu beschreiben. Es gibt andere Ratgeber, die das gründlich machen, z. B. der erwähnte Ratgeber.

1.Wie sieht eine homöopathische Impfung aus?

Zunächst ein Wort zu den üblichen Impfungen. Wer sie sich verabreichen läßt, geht das folgende Risiko ein. Jeder Impfstoff bewirkt ein Trauma für den Organismus. Das Trauma kann solch ein Schock sein, daß er sich davon nicht mehr erholt. Darüberhinaus hat Dr.Buchwald wissenschaftlich belegen können, daß die Impfungen nicht wirklich schützen (siehe "Homöopathischer Ratgeber" Heft 3 + 4).

12

Anders verhält es sich bei "Impfungen" mit homöopathischen Mitteln. Man beugt mit potenzierten Arzneimitteln vor, die sich seit langem bewährt haben. Die Prophylaxe wird mit einer Doppelgabe der 200. Potenz des jeweiligen Mittels vorgenommen. Sie nehmen eine Gabe des Mittels und wiederholen die zweite Gabe innerhalb von 5 Minuten. Dies nennt man eine DOPPELGABE. Die einmalige Doppelgabe schützt mindestens 6 Monate.

WICHTIG: Alle homöopathischen "Impfungen" werden nicht injiziert, sondern über den Mund eingenommen. Die Mittel nimmt man morgens nüchtern. Den Mund nur mit klarem Wasser ausspülen, und dann das Mittel nehmen.
Sie müssen dann mindestens eine halbe Stunde mit dem Essen und Zähneputzen warten.
Die Prophylaxe nur dann machen, wenn Sie ganz **g e s u n d** sind. Auch nicht, wenn Sie nach großen körperlichen oder geistigen Anstrengungen müde, kaputt, zerschlagen sind.
Passen Sie auch auf, wenn am Tag vorher zu viel Alkohol konsumiert oder zu üppig gegessen wurde.

Homöopathische Mittel geben Schutz vor Krankheiten, wenn Sie die oben genannten Vorschriftsmaßnahmen streng einhalten.
Wenn Sie verschiedene Prophylaxen machen müssen, dann ist ein Mindestabstand von 2 Wochen zwischen den jeweiligen Prophylaxen erforderlich. Die letzte Prophylaxe sollte etwa 10 Tage vor der Abreise durchgeführt werden. Drängt die Zeit, dann machen Sie nur die notwendigsten Prophylaxen.

IMPFPFLICHT
Grundsätzlich ist zu sagen, daß die Behörden die Homöopathie bzw. homöopathische Impfungen nicht anerkennen.
Impfpflicht besteht für **Gelbfieber** in folgenden Ländern:
Sahelländer, tropisches Afrika und Senegal. Ferner, wenn Sie aus mit Gelbfieber infizierten Gebieten in die folgenden Länder einreisen wollen: Nordafrika, Südafrika, Madagaskar, Mauritius, Karibik, Haiti, Mittelamerika, Andenstaaten, Kleinasien, persischer Golf, Südostasien, China, Indien, Indonesien, Malediven, Nepal, Pakistan, Philippinen, Singapur, Sri Lanka, Australien, Fidschi.
Bei **Cholera** besteht ebenfalls Impfpflicht, wenn Sie aus mit Cholera infizierten Gebieten in die folgenden Länder einreisen: Sahelländer, tropisches Afrika, Madagaskar, Indien und Pakistan.

Malaria
Die Malariaerreger sind fast überall gegen die Chloroquinpräparate teilweise oder völlig immun geworden. Jetzt muß das mit erheblichen Nebenwirkungen verbun-

dene Medikament Fansidar zusätzlich eingenommen werden um einen Schutz darzustellen, der überdies noch zweifelhaft ist. Der Kampf mit Insektiziden gegen die Anophelesmücke hat sich auch als vergeblich erwiesen.

Fazit: Wenn man gegen die Naturgesetze arbeitet, ergeben sich daraus ständig wachsende Probleme, die einen letztendlich überwältigen.

Die Homöopathie dagegen bietet einen viel sichereren Schutz und stärkt den Organismus gleichzeitig statt ihn durch Nebenwirkungen und Komplikationen zu schwächen.

I M P F P L A N
Beispiel eines Impfplanes zur Vorbeugung gegen:
Malaria, Typhus, Gelbfieber, Hepatitis.
Dosierung für Kinder und Erwachsene gleich.

Tag	Dosis	Homöopathisches Prophylaxemittel
9.6.	Doppelgabe	Gelbfieberprophylaxe mit Gelbfiebernosode C/D 200
23.6	Doppelgabe	Malariaprophylaxe mit Malarianosode C/D 200 *
7.7.	Doppelgabe	Typhusprophylaxe mit Typhinum C/D 200
21.7.	Doppelgabe	Hepatitisprophylaxe mit Hepatitisnosode C/D 200
1.8.	Abreisetag	Prophylaxe muß mindestens 10 Tage vorher beendet sein.

2. Behandlung
a) GELBFIEBER

Homöop. Prophylaxe: Eine Doppelgabe der GELBFIEBERNOSODE C 200 schützt mindestens 6 Monate.

Diät: Der regelmäßge Verzehr von Limonen (Zitronen), auch als stark verdünnter Saft, soll dem Gelbfieber vorbeugen. Ist die Krankheit ausgebrochen, wird sie dadurch abgemildert. Totales Fasten ist dann unbedingt notwendig. Sogar während der Genesung kann der Körper die einfachsten Sachen nicht vertragen. Sie sollten mit Obst wie z. B. Papaya anfangen. Zwiebackartiges Gebäck wird meist auch vertragen. Nach und nach gekochtes Gemüse.

Homöop. Behandlung: Das beste ist, einen Homöopathen aufzusuchen, da die Behandlung nicht einfach ist. Arsenicum album in den ersten und Lachesis in den späteren Stadien sind die wichtigsten Mittel.

* Siehe Seite 29

14

b) MALARIA

Homöop. Prophylaxe: Eine Doppelgabe MALARIANOSODE C 200 wirkt über 6 Monate. (* Siehe Seite 29)

Diät: Bekommen Sie Malaria, dann sollten Sie nur in der fieberfreien Phase etwas zu sich nehmen, und zwar leichte Kost, Reis mit Gemüse flüssig gekocht, etwas mit Salz und Pfeffer gewürzt, eignet sich gut. Etwas Joghurt dürfen Sie dazu essen. Während des Frostes und Fiebers nur trinken. Reines Wasser ist das Beste.
Wenn Sie etwas Warmes trinken wollen, dann eignet sich Brennesseltee.

Homöop. Behandlung: Behandeln Sie sich nur dann selbst, wenn Sie keinen Homöopathen ausfindig machen können. Das Mittel darf **niemals** bei Frost, und solange das Fieber steigt, genommen werden. Erst dann, wenn es den Höhepunkt erreicht hat. Die Malarianosode bringt in vielen Fällen schnell Linderung bzw. Heilung. Zweimal am Tag wiederholen bis kein Fieber mehr vorhanden.

Nachbehandlung: Wenn das Fieber vorbei ist, und eine Schwäche übrig bleiben sollte, dann 2 Gaben SULFUR C 200 im Abstand von 12 - 24 Stunden geben.

c) TYPHUS

Homöop. Prophylaxe: Eine Doppelgabe TYPHINUM C 200 bietet einen Schutz über 6 Monate.

Diät: Totales Fasten bei Typhus ist unbedingt zu empfehlen. Sonst werden die Heilung und die Genesung sehr langwierig. Trinken sollten Sie nur Wasser.

Homöop. Behandlung: Die sachgemäße Behandlung kann nur von einem Homöopathen durchgeführt werden. Wenn Sie sich aber selbst behandeln müssen, dann sollten Sie die TYPHUS-NOSODE (Typhinum) nehmen. Sie wird die Beschwerden auf jeden Fall lindern, die Heilung könnte aber länger dauern als bei einer optimalen individuellen homöopathischen Therapie. Aber trotzdem wird es besser sein als jede unterdrückende Behandlung, wonach Sie monatelang gesundheitlich sehr "down" sein werden. Sie werden in den Tropen mit Chloramphenicol behandelt, welches das rote Knochenmark angreift und zu schwersten Blutschädigungen führt (siehe "Bittere Pillen" von Langbein, Martin, Sichrovsky und Weiss).

Nehmen Sie morgens und abends eine Gabe Typhinum C 200, bis Fieberfreiheit eintritt. Bei dieser Art von Behandlung können Sie die Genesung durch Berberitzentee unterstützen bzw. Berberis Urtinktur 5 Tropfen auf eine Tasse Wasser 3x täglich zu sich nehmen.

Diät nach dem Fieber: Mit reifem saftigem Obst anfangen. Nach und nach können Sie auch gekochtes Gemüse essen. Grüne gekochte Bananen und Papaya eignen sich gut mit Reis und Joghurt. Noch kein rohes Gemüse essen, aber Obst können Sie reichlich verzehren (nur eine Sorte auf einmal!).

Milch sollten Sie längere Zeit meiden, außer wenn Sie Mangos gegessen haben, dann ist eine kleine Menge erlaubt und auch gut.

d) HEPATITIS

Homöop. Prophylaxe: Eine Doppelgabe der HEPATITISNOSODE C 200 wirkt ca. 6 Monate.

Diät: Reife Papayas als Obst und unreife als Gemüse flüssig gekocht mit Reis gegessen sind das A und O der Behandlung von Hepatitis.

Das Essen soll längere Zeit fettfrei sein. Magermilchjoghurt kann in kleinen Mengen verzehrt werden.

Homöop. Behandlung: Die Behandlung von Hepatitis ist, wie immer in der Homöopathie, vielfältig. Sie können sich aber im Notfall mit den folgenden 2 Mitteln helfen.

Wenn Verlangen nach heißen Getränken oder/und Schmerzen unter dem rechten Schulterblatt von der Leber aus bestehen, dann nehmen Sie CHELIDONIUM-Urtinktur bis D 3, dreimal täglich 5 Tropfen auf 1/2 Tasse warmes Wasser.

Der Hepatitiskranke, der CARDUUS MARIANUS braucht, fühlt sich wohler, wenn er auf der rechten Seite liegt. Nehmen Sie von der Urtinktur bis D 3 dreimal täglich 5 Tropfen auf 1/2 Tasse Wasser.

e) CHOLERA

Prophylaxe: Sie können vorbeugend das Trinkwasser in einem *Kupfergefäß* aufbewahren oder *Kampferwasser* trinken (1 senfsamengroßes Stück Kampfer auf 1 l Wasser). *Grüne Chili* in kleinen Mengen schützen auch vor Cholera. Rotes Chilipulver dagegen meiden.

Homöop. Behandlung: Im Anfangsstadium wendet SULFUR C 200, alle 2 Stunden gegeben, Cholera sehr oft ab. Die Behandlung von

echter Cholera ist zu differenziert, so daß hier nur Hinweise gegeben werden können.
- bei totalem Kollaps: CAMPHORA C 200 alle 5 - 10 Minuten;
- bei starken Krämpfen: CUPRUM METALLICUM C 200 alle 10 - 15 Minuten;
- bei starkem Erbrechen und kaltem Schweiß auf der Stirn: VERATRUM ALBUM C 200 alle 15 - 30 Minuten.
- bei sehr viel Angst, Unruhe und Schwäche: ARSENICUM ALBUM C 200 alle 15 - 30 Minuten.

f) POLIO (KINDERLÄHMUNG)
Prophylaxe: Sie können sich mit der POLIONOSODE vor dieser Krankheit schützen. Geben Sie wie bei den anderen homöopathischen Impfungen eine Doppelgabe der Polionosode C 200.

Homöopathische Behandlung: Nur von einem Homöopathen.

g) ZECKENBISSENZEPHALITIS
Die gefährliche Zeckenart kommt hauptsächlich in Österreich und Bayern vor. Sie können prophylaktisch und bis zu 6 Stunden nach einem Biß die ZECKENBISS-FIEBERNOSODE nehmen. Eine Doppelgabe der 200. Potenz reicht für einen ganzen Sommer. Sie scheint auch vor der Lyme-Krankheit zu schützen.

V. Durchfallerkrankungen

1. Allgemeine Maßnahmen
Wenn Sie die allgemeinen Grundsätze beachten, werden Sie selten krank. Das gilt besonders für Durchfall.
Bei einem normalen Durchfall werden Sie schnellstens wieder gesund, wenn Sie das Folgende beachten:
- Sich ausruhen und Nahrungsaufnahme einstellen.
- Trinken Sie einige Male am Tag dünnes Reiswasser mit Zitronensaft oder mit etwas geschlagenem Joghurt.
- **Rezept:** Reisschleimsuppe
  Geben Sie eine Handvoll Reis auf ca. 1 Liter leicht gesalzenes Wasser und lassen Sie es kochen. Wenn der Reis fast gar ist, sieben Sie ihn ab. Einige Minze- oder Korianderblätter, die letzten 15 - 30 Sekunden mitgekocht, spenden die nötigen Vitamine. Je nach Wunsch warm oder kalt langsam trinken.
- **Aufbaudiät:**
  - Nach Aufhören des Durchfalls einige Tage sehr vorsichtig mit dem Essen sein, solange bis der Magen sich kräftig und sicher fühlt. Z. B. Reis mit Joghurt, Zitrone oder Gemüse; Obst oder Zwieback mit wenig Butter.

- Nach dem Durchfall sind Bananen, die innen schwärzlich und weich sind, auch förderlich; mit etwas Zucker oder Rohrzucker mischen.
- Niemals während der ganzen Zeit schwarzen Tee trinken, er unterdrückt den Reinigungsprozeß. Wenn Sie etwas Warmes trinken wollen, dann machen Sie sich einen Reistrunk.

2. Behandlung

Mit den folgenden 3 Mitteln werden Sie die meisten Fälle abdecken können und eine rasche Heilung erreichen. Geben Sie nicht voreilig irgendein Mittel! Nehmen Sie sich Zeit, überprüfen und beobachten Sie den Zustand, bis Sie ihn genauer feststellen können. Geben Sie das angezeigte Mittel nach jedem Durchfall. Nach Beendigung des Durchfalles können Sie es eine Zeitlang nach Bedarf weiter geben, immer dann, wenn es droht wieder schlimmer zu werden.

- ARSENICUM ALBUM C 200 bei dramatischem Krankheitsbeginn, raschem Sinken der Kräfte, viel Angst und Unruhe. Wenn das Mittel nur auf die Entkräftung wirkt und die Durchfälle nicht bald besser werden, dann brauchen Sie ein Folgemittel.
- NUX VOMICA C 200 kommt besonders dann in Frage, wenn zu viel und durcheinander (u. a. schwere Sachen) gegessen wurde. Vielleicht wurde beim anfänglichen Durchfall nicht aufgepaßt und er verschlimmerte sich. Der Kranke friert, besonders beim Stuhlgang. Der Stuhl ist sehr schmerzhaft, ein einziger Krampf. Es drängt wahnsinnig und der Schmerz nimmt zu, aber es kommt zu keiner Entleerung. Der Kranke droht vor Schmerzen ohnmächtig zu werden. Die Entleerung an sich ist dann eine große Erleichterung.
- MERCURIUS CORROSIVUS C 200 hat ähnliche Schmerzen wie Nux vomica. Der Unterschied ist, daß es beim Merc-cor.-Zustand nach der Entleerung noch mehr drängt und krampft, so daß der Kranke erbärmliche Laute von sich gibt. Meist besteht großer Durst auf Eiskaltes. Manchmal will der Kranke trotz Durstgefühl nichts trinken; gelb-weißlich belegte Zunge.
- SULFUR C 200, zwei Gaben in 12 - 24stündigem Abstand als Abschlußbehandlung, besonders nach Arsenicum album, aber auch wenn Schwäche, Lust- und Appetitlosigkeit bestehen.

AMÖBENRUHR

Schleim und Blut zeigen sich als akute Symptome. Treffen Sie die Maßnahmen wie bei Durchfall, außer zur Mangozeit. Ganz reife Saftmangos (nicht Fleischmangos) mit verdünnter Milch zu sich nehmen. MERCURIUS SULFURICUM bei gelb-grüner Zunge. Weitere Mittel siehe oben.

18

LAGERDURCHFALL
- ALSTONIA SCHOLARIS D 2 - 3 beim sogenannten Lagerdurchfall. Durchfall durch schlechtes Wasser. Eine kleine Menge *Ingwer* mit Rohrzucker als Tee gekocht hilft, wenn das Mittel nicht vorhanden ist. Er kann auch zusätzlich getrunken werden.

VI. Parasiten

1. Würmer
Wenn Sie einigermaßen scharf gewürzt essen, dann sind Sie zum größten Teil vor den meisten Würmern geschützt. Bei Wurmbefall ist es besser, einen Homöopathen aufzusuchen, da die Behandlung sehr differenziert ist.

2. Filarien
Der Verzehr von *grünem* und *rotem Chili* beugt vor, wobei der grüne zu bevorzugen ist.
Bei Elephantiasis bietet GRAPHITIS D 3, 3x täglich, in vielen Fällen eine große Hilfe. Die eigentliche Behandlung sollte einem Homöopathen überlassen werden.

Eine 4wöchige Diät von Mangos hat sich als sehr wertvoll erwiesen:
Zweimal am Tag essen Sie sich mit Saftmangos satt und trinken, wie schon erwähnt, eine kleine Menge Milch dazu. Beachten Sie die Anweisungen auf Seite 10.

3. Bilharziose
Diese Krankheit ist sehr hartnäckig, und in den späteren Stadien kann Sie nur eine sachgemäße konstitutionelle homöopathische Behandlung davon befreien.

Es gibt drei verschiedene Arten von Bilharziose und jede Art benötigt ihre besonderen Mittel für die Ausheilung. Die Anfangsstadien ähneln sich sehr. Danach kommen die Spätschäden mit Organbefall: die Blase bei Blasenbilharziose; der Darm bei Darmbilharziose und die Leber bei ostasiatischer Bilharziose. Beim akuten Befall können Sie sich möglicherweise selbst helfen.

Diät: Wenn Sie sich 3 Wochen lang streng an die folgende Diät halten, haben Sie sehr hohe Chancen, daß Sie die Parasiten los werden.
Rohe grüne Papaya klein geschnitten als Gemüse mit viel Wasser kochen, mäßig salzen und 2mal am Tag mit Reis verzehren. Außerdem nur Wasser zu sich nehmen. Nach 3 Wochen langsam andere leichte Kost einbauen.

Mögliche Behandlung: Anfänglich SULFUR C 30 dreimal täglich nehmen, und zwar 2 Wochen lang. Danach 1 Woche lang 2x täglich CALCIUM CARBONICUM C 30 nehmen.

VII. Verschiedene tropische Erkrankungen

1. Trachom (ägyptische Augenkrankheit)

Mit in etwas Wasser aufgelöstem NATRIUM MURIATICUM D 3 mehrmals am Tag die Augen spülen. Es heilt bzw. hält die Krankheit im Rahmen, bis eine differenzierte homöopathische Behandlung erfolgen kann.

2. Trypanosomen (Schlafkrankheit)

Mäßiger Verzehr von Muskatnuß als Gewürz ist vorbeugend. Bei Befall NUX MOSCHATA C 200, 2x täglich. Nux moschata (Muskatnuß) ist in diesem Fall das Hauptmittel und wird die meisten Fälle ausheilen.

3. Fieber

Wenn Sie bei Fieber total fasten, dann werden Sie es schnell, sicher und ohne irgendwelche Folgen ausheilen können. Am Anfang, wenn sich die Krankheit entwickelt, besteht bei vielen der sogenannte "falsche Hunger". Der Körper braucht keine Nahrung, Sie sind noch nicht richtig krank und essen aus Langeweile. Dadurch werden Sie in Ihrer Heimat manches Mal die richtige Entwicklung der Krankheit unterdrücken können und das falsche Gefühl bekommen, gesund zu sein, obwohl kein richtiges Wohlbefinden vorhanden ist. Aber wenn Sie sich in einem anderen Klima so verhalten, dann werden Sie meist richtig krank. Natürlich gibt es auch Ausnahmen, nämlich fieberhafte Zustände, wo Sie richtig Hunger haben können, ja sogar vermehrten Hunger. In diesem Fall braucht Ihr Organismus Nahrung.

Sie sollten das trinken, was Ihr Organismus verlangt, warm oder kalt. Ohne Durst zu trinken ist auch nicht naturgemäß und maskiert den eigentlichen Zustand, so daß eine homöopathische Behandlung erschwert wird.

Fieber ist eine zu unspezifische Krankheit, um sinnvoll in so einem Ratgeber behandelt zu werden.

VIII. Belästigung oder Verletzung durch Insekten und Ungeziefer

Das Schlafen im selbstgenähten Leinenschlafsack hält Insekten und Tiere fern. In vielen Gebieten müssen Sie unbedingt unter einem Mosquitonetz mit feinen Maschen schlafen. Größere Maschen halten zwar die Mücken fern, aber die winzigeren Tiere, wie Leishmanien, nicht.

1. Mosquito (Mücken)

a) Schutz vor Mücken

Mücken können eine große Belästigung sein, gerade abends, wenn Sie gemütlich draußen sitzen.

Jahrelange Versuche mit homöopathischen Mitteln von Dr. Trexler, Pennsylvania, haben gezeigt, daß Staphisagria das wirksamste homöopathische Mittel gegen Mücken ist.

Wenn Sie sich in Gegenden aufhalten, wo reichlich Mücken sind, dann sollten sie dieses Mittel zu sich nehmen.

- *Dosis:* STAPHISAGRIA D 3 - 4, 1 - 2x täglich.

In diesem Zeitraum können Sie kein anderen homöopathisches Mittel nehmen. Sie müssen Ihre konstitutionelle Behandlung abbrechen. Aber das sollten Sie sowieso tun, wenn sie reisen. Das Mittel hilft nicht, wenn Sie in den letzten 3 Monaten Allopathika zu sich genommen haben, besonders Antibiotika und Sulfonamide. Auch wenn Sie eine allergische Reaktion auf ein Medikament gehabt haben, hilft es nicht. Häufiger Fleischgenuß kann die Wirkung auch beeinträchtigen.

Wenn Sie zu besagtem Personenkreis gehören, empfiehlt sich für Sie die äußere Anwendung, die aber vergleichsweise zu dem inneren Schutz nicht so wirksam ist.

Rezept Mückenschutzsalbe: Auf 30 ml Olivenöl oder eine neutrale Salbengrundlage 30 - 50 Tropfen Staphisagria D 3 - 4 geben und gut mischen. Einige Stunden bevor Sie den Mücken ausgesetzt werden, reiben Sie die unbedeckten Körperteile mit dieser Mischung ein. Staphisagria schützt nicht nur vor Mücken, sondern auch bei anderen mückenähnliche Insekten.

Ein anderes Mittel, das gute Resultate gezeigt hat, ist BERBERIS. Wenn Staphisagria aus irgendeinem Grund nicht hilft, können Sie Berberis in der gleichen Weise anwenden.

b) Insektenstiche
Wenn Sie von Mücken oder anderen Insekten gestochen worden sind, und der Stich nach dem Kratzen noch heftiger juckt und brennt, dann lindern einige Gaben LEDUM C 200 die Qualen. Umschläge mit Ledum C 200 auf die Stiche sind sehr wohltuend.

2. Flöhe
Wenn Sie von Flöhen gestochen werden, dann nehmen Sie innerlich PULEX C 200 und geben Sie es äußerlich auf die Stiche.

Äußerliche Anwendung homöopathischer Mittel:
Geben Sie ein Paar Kügelchen von dem Mittel in eine Tasse Wasser und lösen Sie sie auf. Jetzt können Sie dieses Wasser verwenden.
Oder nehmen Sie etwas neutrales Öl (Olivenöl ist neutral genug), geben Sie einige zerquetschte Globuli hinein und mischen Sie es gut. Mit homöopathischen Tropfen oder Pulver verfahren Sie genauso.

---

3. Wanzen

Um zu verhindern, daß sich Wanzen einnisten, müssen Matratzen und Bettgestell mindestens 1x monatlich an der Sonne gelüftet werden. Wenn sich das Ungeziefer erst einmal eingenistet hat, dann gießt man eine konzentrierte Salzlösung in die Ritzen der Bettgestelle.

4. Läuse

Wie bei allen anderen Krankheiten sind auch immer nur bestimmte Menschen für einen Läusebefall prädisponiert. Manche Menschen können sich trotz starker Sauberkeitsvorkehrungen und giftiger Insektenschutzsalben vor Läusen nicht in Sicherheit bringen. Hier ist eine konstitutionelle homöopathische Behandlung notwendig. Wenn Sie von Kopfläusen befallen werden, dann wird Sie TUBERCU-LINUM BOVINUM C 200, 2 Gaben im Abstand von 1 Woche, oft konstitutionell so stärken, daß die Läuse keinen Nährboden mehr finden. Falls das nicht ausreicht, PEDICULUS C 200 1x täglich für 1 Woche geben.

Sie müssen natürlich die Läuse entfernen. Geben Sie *Essig* auf die Kopfhaut und lassen Sie ihn ca. 1/2 Stunde einwirken. Danach Haare waschen, mit Lavendelöl spülen und die Haare gründlich mit einem feinzinkigen Kamm durchkämmen.

Wenn Sie von Genitalläusen befallen werden, dann brauchen Sie eher STAPHI-SAGRIA C 200, 1x täglich, 1 Woche lang.

5. Krätzemilben

Wenn Sie von Krätzemilben befallen werden, müssen Sie die folgende Behandlung so bald wie möglich anfangen, bevor die Milben konstitutionelle Komplikationen hervorrufen und die Behandlung langwierig wird. In dem Fall kann nur ein Homöopath Ihnen weiter helfen.

Homöop. Behandlung: Nehmen Sie 2x täglich eine Gabe PSORINUM C 200, eine Woche lang. Je nach Disposition treten bei Ihnen konstitutionelle Symptome auf. Sie müssen diese kurz aufflammenden Symptome in Kauf nehmen und weitermachen. Durch die homöopathische Therapie werden die Milben nicht wie durch die Gifteinwirkung direkt getötet, sondern es wird ihnen der Nährboden entzogen. Der Organismus lernt sie abzuwehren.

Wenn nach acht Tagen noch Symptome vorhanden sind, dann nehmen Sie 1 Woche lang 1x täglich 1 Gabe. Wenn danach noch nicht ausgeheilt, dann wenden Sie sich an einen Homöopathen.

Diät: Um den Heilungsprozeß zu fördern und die aufflammenden konstitutionellen Symptome minimal zu halten, sollten Sie folgende Maßnahmen ergreifen: Lassen Sie Fleisch, Fisch, Eier, Süßes gänzlich weg. Milch und Milch-

22

produkte, Getreide, sehr wenig. Essen Sie hauptsächlich Gemüse und Obst. Wenig Salz und Pfeffer, sonst keine anderen Gewürze.

6. Grasmilben

Sie leben in den tropischen Urwaldgebieten und sind sehr gefährlich. Als Folge der Stiche stellen sich Erbrechen, Durchfall, qualvoller Juckreiz und sinkende Körpertemperatur ein. Die Krankheit kann tödlich enden. Sie wird auch der kalte Tod genannt, da der Mensch ganz kalt wird.

Sie können diesen gefährlichen Zustand mit Ledum sehr gut in den Griff bekommen.

- *Dosis:* LEDUM C 200, alle 1 - 2 Stunden.
- Bei lästigem brennend-stechendem Juckreiz: APIS C 200.

Eine ungefährliche, aber lästige Abart dieser Grasmilbe gibt es auch hier in Europa. Die Beschwerden (hauptsächlich Juckreiz) infolge der Stiche können Sie meist auch mit Ledum behandeln.

- *Dosis:* LEDUM C 200, 1 - 2x täglich innerlich und mehrfach täglich äußerlich auf die Wunden.

7. Sandfloh

Der Sandfloh dringt in der Regel in die Fußsohle ein, besonders an den Zehen. Nach einigen Tagen bildet sich ein kleines Knötchen mit einer Öffnung in der Mitte, in der man den Floh gelegentlich noch sieht. Es kommt zu Juckreiz; Pustel, Furunkel und Schmerzen sind die Folgen.

Oft werden Sie es schaffen, den Floh mit einer sterilen Nadel oder Pinzette zu entfernen. Andernfalls verfahren Sie wie bei der Zecke. Tun Sie flüssigen Klebstoff auf die Öffnung oder einen dicken Öltropfen. Dadurch stirbt er ab und kann sich nicht mehr mit Blut vollsaugen. Dann können Sie ihn in Ruhe entfernen.

Homöopathisch helfen Sie sich mit GUNPOWDER D 3 - D 12; siehe Wundbehandlung Seite 6.

8. Blutegel

Blutegel beherrschen das Bild, wenn es viel regnet oder in tropischen Wäldern. Sie befallen unbemerkt den Menschen und saugen sich voll, ohne daß man irgendetwas spürt. Deshalb lohnt es sich, nach einem Spaziergang im Wald oder während der Regenzeit, sich die Beine abzusuchen, auch wenn Sie hohe Stiefel tragen. Sie sind entweder mit einer glühenden Zigarette oder Salz leicht zu entfernen. Niemals mit Gewalt abreißen, die Blutung ist schlecht zu stoppen.

9. Zecke

Zecken beißen sich hartnäckig fest und saugen sich voll. Es ist gefährlich, eine Zecke mit Gewalt herauszureißen, da der Kopf stecken bleiben könnte und zu starken Entzündungen führt.

Beim Herausziehen darf der Hinterleib weder gedrückt noch verletzt werden! Drehen Sie die Zecke gegen den Uhrzeigersinn heraus.

10.Mangofliege

Die Mangofliege ist in Afrika südlich der Sahara sehr verbreitet. Sie hält sich auf Mangos auf, daher der Name. Im Aussehen ähnelt sie unserer großen Mistfliege. Ihre Eier, die durch Mikroverletzungen in die Haut gelangen, legt sie bevorzugt in feuchte Tücher und Kleidungsstücke. Dort schlüpfen die Larven aus und bohren sich tiefe Gänge ins Unterhautfettgewebe.

Prophylaxe: Alle Kleidungsstücke und Handtücher müssen gebügelt werden, um die Eier abzutöten.

Maßnahmen: Keine Salben auftragen! Die Larve erstickt und es kommt zu Eiterungen. Herausschneiden ist zu kompliziert und hinterlässt oft große Narben. Binden Sie ein Stück Speck auf die Haut. Die Larve ernährt sich von Fett und dringt in den Speck hinein.

11.Hunde- und sonstige Tierbisse

Nehmen Sie als erstes einige Gaben ARNICA C 200 in halbstündlichem Abstand. Waschen Sie die Wunde mit Echinacea Urtinktur aus. Wenn Tollwutgefahr besteht, dann können Sie sich mit 2 Gaben LYSSINUM C 1000 (Tollwutnosode), im Abstand von 5 Minuten eingenommen, vor dieser Krankheit schützen.

IX. Verletzung durch giftige Tiere

1. Schlangen

Vergewissern Sie sich erst, ob es wirklich eine Schlange war oder etwas anderes, z. B. ein Skorpion, eine Wespe, ein Dorn usw. Bei einem Giftschlangenbiß finden Sie immer 2 Einstiche dicht nebeneinander; es zeigt sich eine schnelle Rötung, gefolgt, je nach Schlangenart, von starkem Schmerz oder von allgemeinen Reaktionen. Die Menge des Giftes spielt natürlich eine entscheidende Rolle.

Maßnahmen:
Angst und Panik tragen viel mehr zu einem tödlichen Verlauf bei als man sich vorstellen kann. Behalten Sie einen kühlen Kopf und unternehmen Sie die notwendigen Schritte.
Sie können das Gift mit dem Mund zum Teil aussaugen, wenn Sie an der Mundschleimhaut keine wunden Stellen haben. Sie können einen tieferen Schnitt an der Bißstelle machen, wenn Sie ihn sachgemäß ausführen können. Dieser Schnitt sollte aber innerhalb 5 Minuten gemacht werden, danach hat er wenig Sinn. Sie sollten oberhalb der Stelle eine Binde so anlegen, daß der Knoten die Vene abdrückt, die zum Herzen hinführt. Lockern Sie die Binde alle 20 Minuten für 1 - 2 Minuten.

Jedes Volk und jedes Land hat höchst wirksame natürliche Mittel, die das Schlangengift neutralisieren, aber die sind nicht allgemein bekannt. Der Vorteil von diesen natürlichen Antidoten ist, daß sie unbegrenzt haltbar sind und ohne weiteres mitgenommen werden können; zweitens bekommen Sie keine allergischen Reaktionen.

Hier finden Sie einige der bekanntesten **Schlangengegengifte**:

1. LYCOPUS VIRGINICA - Bugle-weed, Virginia horehound genannt.
2. EUPHORBIA POLYCARPA - Golondrina genannt *.
3. GUACO - Mikania oder climbing hemp weed genannt.
4. INDIGO - Ein blauer Farbstoff.
5. SIMARUBA FERROGINEA - Cedronsamen - Rattlesnake bean genannt.

Sie können die Mittel als Pulver, als Urtinktur oder Cedron als Samen mitnehmen. Sie werden nicht nur äußerlich auf die Wunde gegeben, sondern auch innerlich genommen. 5 - 15 Tropfen alle 10 - 15 Minuten. Bei Indigo nehmen Sie nur 5 Tropfen auf einmal. Cedronsamen können Sie kauen und dann auf die Wunde legen.

Golondrina und Indigo sollen Sie auch gegen Schlangengift immun machen können. Wenn Sie mit einem Tropfen auf etwas Wasser anfangen und ca. alle 3 - 4 Wochen die Dosis erhöhen, dann soll der Körper in 5 - 6 Monaten immun sein. Es besteht eine Ähnlichkeit zu folgendem Phänomen, wenn Sie täglich eine ganz kleine Menge Schlangengift einspritzen und langsam die Dosis erhöhen, dann werden Sie nach einer Weile immun.

Homöop. Maßnahmen: ● Nehmen Sie anfangs alle 15 - 20 Minuten eine Gabe ARSENICUM ALBUM C 200.

● Falls Herzsymptome auftreten sollten, dann nehmen Sie alle 1 - 2 Stunde oder nach Bedarf eine Gabe LACHESIS C 200.

● Wenn Sie während der Vergiftung keine homöopathischen Mittel nehmen konnten, und hinterher eine Schwäche übrig bleibt, dann nehmen Sie 3x täglich ARSENICUM album C 200.

● Bei zurückbleibender Herzsymptomatik LACHESIS C 200 3x täglich.

---

* Nur bei Boericke und Tafel, Philadelphia, USA, erhältlich.

2. Skorpione, Spinnen, Tarantel usw.

Hier ist auch zu prüfen, ob es wirklich ein Skorpion, usw. war. Die Symptome werden rasch deutlich - es tut meist höllisch weh und ganz bedrohliche Symptome können auftreten, besonders bei Kindern. Viele von den oben genannten Schlangenmitteln, z. B. Lycopus und Cedron, helfen genauso gut bei anderen Bissen. Geben Sie erstmal SCORPIO C 200, je nach Bedarf alle 15 - 30 Minuten. Wenn gefährliche Symptome autreten, dann wie bei Schlangenbiß mit ARSENICUM und LACHESIS behandeln.

NATRIUM MURIATICUM D 2 - 3, sogar pures Kochsalz auf dem Stich hilft auch.

3. Wespen/Bienen

VESPA C 200 bei Wespen und APIS C 200 bei Bienen 1 bis 2 Gaben hilft sehr rasch. Im Notfall geben Sie das Mittel, das Sie haben, egal ob es sich um einen Bienen-, Wespen- oder einen Bremsenstich handelte.

Wenn geistige Verwirrtheit, Schwäche und Unruhe übrigbleibt, dann geben Sie alle 2 Stunden eine Gabe ARSENICUM ALBUM C 200. Bleiben Herzsymptome zurück, geben Sie täglich eine Gabe Lachesis C 200 bis alles wieder in Ordnung ist.

Bei anaphylaktischem Schock durch Bienen- (Apis), Wespen- (Vespa) oder Skorpionstich (Skorpio) geben Sie das dahinterstehende Mittel in der C 200 alle 10 - 20 Minuten.

4. Quallen, Seeigel, giftige Fische.

All diese Tiere können leichte bis heftige Reaktionen hervorrufen. Manche sind sehr giftig, wie z. B. das Petermännchen oder Viperqueise.

Wenn Sie von einem dieser Tiere gestochen werden, dann müssen Sie es sorgfältig entfernen. (Manche hängen sich fest, z. B. Quallen). Streuen Sie Sand auf die Tentakeln und schützen Sie Ihre Hand mit einem Tuch. Das Auswaschen mit Meerwasser ist hilfreich.

Bei der Behandlung von Verletzungen wenden Sie das Mittel immer auch äußerlich zusätzlich zu der innerlichen Einnahme an.

Die Behandlung von leichteren Symptomen:
Rötung, Juckreiz, Quaddeln, leichter Schüttelfrost und Fieber können Sie mit APIS C 200, alle 15 - 30 Minuten behandeln.

RHUS TOX. kann manchmal in Frage kommen, wenn eine starke Unruhe hinzukommt, die nur durch stetige Bewegung des verletzten Teiles gelindert wird.
- *Dosis:* Rhus tox. C 200 alle 15 - 30 Minuten.

Wenn die Schmerzen wie Nadelstiche sind, besonders wie kalte, brennende Nadeln, dann verfahren Sie mit Agaricus muscarius.
- *Dosis:* AGARICUS C 200 alle 15 - 30 Minuten.

26

Behandlung bei stärkeren Reaktionen:
Bei Quallen: MEDUSA C 200 alle 1 - 2 Stunden. Wenn die oben genannten Mittel nur geringfügig helfen oder nicht weiter helfen, sollten Sie mit Medusa behandeln.
- *Dosis:* Medusa C 200, 2 - 6stündlich, je nach Intensität.

Beim Petermännchen oder Viperqueise: TRACHINUS C 200 * alle 1/2 - 1 Stunde
- *Dosis:* Trachinus C 200, 1/2 - 1stündlich.

Verfahren Sie mit Trachinus bei anderen Tierarten, wenn starke Schmerzen, Krämpfe, Atemnot, Erbrechen auftreten.
Bei Seeigeln: Siehe Stichwunden Seite 6.

X. Verletzung durch giftige Pflanzen

1. Giftefeu, Giftsumach, Gifthollunder (poison ivy, poison oak, poison sumac)

Besondere Gefahr droht von diesen Pflanzen Nordamerikas, wo sie an den Waldwegen wachsen und der Unwissende sie bedenkenlos berührt.
Empfindliche Menschen bekommen sogar ohne sie zu berühren allergische Reaktionen, einfach durch die Nähe. Informieren Sie sich vor Wanderungen über mögliche Standorte.
Stark juckende Hautreaktionen sind die Folgen. Der Hautausschlag breitet sich aus und gibt, besonders nachts, keine Ruhe.

Homöopathische Behandlung:
Nehmen Sie ANACARDIUM ORIENTALE C 200 stündlich. Wenn die Beschwerden erheblich besser geworden sind, dann vergrößern Sie den Abstand auf 2 - 6stündlich.
Die lokale Anwendung von SANGUINARIA CANADENSIS-Urtinktur gilt in der Homöopathie auch als sehr wirksam.
Die Veranlagung auf die Pflanze allergisch zu reagieren, sollte von einem Homöopathen behandelt werden.

2. Brennessel

Die indische Brennessel ist viel giftiger als die europäische. Die stark brennendstechenden Schmerzen können aber sehr schnell beseitigt werden, wenn Sie die antidotierende Pflanze finden: der *große Wiesenampfer* (bayerisch - Scheißblättchen oder Saukraut genannt).
Sie wächst immer irgendwo in der Nähe von Brennesseln. Die Blätter sehen wie große Spinatblätter aus. Nehmen Sie ein saftiges Blatt und reiben Sie es auf die Verletzung. In kurzer Zeit werden Sie merken, daß die Schmerzen nachlassen. Im Notfall hilft auch Klee, aber nicht so effektiv.

---

* Bezugsquelle: Boiron, F-Lyon, Rue de la Liberation 20.

27

SCHLUSSWORT

Diese Broschüre kann Ihnen nicht nur helfen, ihre Reise ohne große Beschwerden zu verbringen, sie zeigt Ihnen ebenso deutlich, daß Sie mit den sanften Mitteln der Homöopathie, ohne massive Eingriffe in das Wesen Ihrer Natur, sich geistige und körperliche Gesundheit und Wohlbefinden erhalten können.

Alles bedarf einer ständigen Überprüfung und Verbesserung. Damit ändern sich die Grundsätze und Grundprinzipien nicht, aber die Information kann immer besser strukturiert und eingeordnet werden.

Daher eine Bitte an Sie:
Teilen Sie uns Ihre Erfahrungen mit, die Sie mit unseren Ratschlägen machen konnten. Wir sind für jede Information und jeden Ratschlag dankbar und werden sie in einer Neuauflage berücksichtigen.

An dieser Stelle danken wir allen, die uns ihre Erfahrungen mitgeteilt haben. Der Bericht der deutschen Lehrerin in Kidugala, Afrika, ist besonders wertvoll, da sie nicht nur sich selbst, sondern über 70 anderen Menschen die Malaria-Prophylaxe gegeben hat. Sie sind bisher alle von jeglicher Erkrankung verschont geblieben.

Eine deutsche Ärztin wollte die homöopathische Malariaimpfung ganz genau austesten. Sie forderte eine Infektion direkt heraus, indem sie in einem hochgradigen Malariagebiet (West-Burkina Fuso/Westafrika) häufig ohne Moskitonetz unter freiem Himmel schlief. Doch sie bekam keine Malaria. Eine Blutuntersuchung nach der Reise ergab einen erhöhten Antikörpertiter (Plasmodium falciparum): IgG-AK 1:40, IgM-AK negativ. Der Befund des Resttiter spricht für eine zurückliegende Infektion. Die Kontrolle einen Monat später ergab negative Werte.

Auch gegen Hepatitis schützte sie sich homöopathisch und sie aß auf der Straße Salate, wo die Verhältnisse hygienisch absolut nicht einwandfrei waren.

Die Ärztin schrieb uns: "Ich möchte nicht etwa zu ebenso unvernünftigem Verhalten anregen, sondern deutlich machen, daß ich trotz zwei Risiken und sogar Kontakt (Infektion) mit Malariaerregern vor dem Ausbruch der Krankheit geschützt war."

Die Malarianosode schützt nicht nur vor Malaria, sondern erhöht dazu die allgemeine Abwehrkraft, so daß man von anderen Erkrankungen auch verschont bleibt, insbesondere Darmerkrankungen.

Wir wünschen Ihnen einen guten, angenehmen Aufenthalt, besonders in den Tropen.

28

Nachtrag zur Malaria Prophylaxe

Seit vielen Jahren hat sich **Malaria officinalis** als eine sehr zuverlässige Prophylaxe gegen Malaria bewährt. Sie ist die ursprüngliche Nosode, die vor über 100 Jahren als Schutz vor Malaria in die Homöopathie eingeführt wurde. Wir hatten dieses Mittel seit 1983 in unserem Reiseratgeber empfohlen. Nachdem diese Nosode in Deutschland leider seit 5-6 Jahren nicht mehr erhältlich ist, mußten wir deshalb in unserer letzten Ausgabe des "Homöopathischen Ratgebers für Reisende" auf die **Malarianosode** verweisen. Sie hat sich jedoch als ein nicht so sicherer Schutz vor Malaria herausgestellt, besonders nicht gegen die Malaria tropica. Aus diesem Grund möchten wir hier entweder das Mittel **Malaria tropica** als Prophylaxe empfehlen, da es die Krankheitsform Malaria tropica abdeckt, oder das Mittel **Malaria officinalis**, das man nur im Ausland bekommt.

In der Schweiz bei: Laboratoire Homéopathique
Rue de Lille 1
Genf

In England bei: Nelson + Co, LTD, Duke Street 73, Grosvenor Square
London W1W6 B4

Wichtiger Hinweis !

Es gibt keine Prophylaxe vor ansteckenden Krankheiten, die für alle Menschen gleichermaßen eine hundertprozentige Sicherheit bieten kann. Die Störfaktoren können im Menschen, im Mittel, in den Umständen vor, während und nach der Mitteleinnahme etc. liegen. Vorsorglich sollte am Tag der Mitteleinnahme kein Kaffee, Knoblauch oder Zwiebeln zu sich genommen werden. Knoblauch und Zwiebeln können sogar noch tagelang nach dem Verzehr Auswirkungen auf den Gesundheitszustand haben, wodurch sich der Schutz verringern kann. Auch psychische und körperliche Belastungen, die unter Umständen schon einige Tage zurückliegen, können Auswirkungen haben. Eine gesunde Lebensweise ist die Basis für eine gute Abwehrlage gegen alle Arten von Krankheiten. Das homöopathische Prophylaxemittel kann nur so weit den Körper spezifisch anregen Abwehrkräfte zu bilden, als der Körper gesunde Reaktionsfähigkeiten besitzt.

Sollte der Reisende hohes Fieber oder andere bedenkliche Symptome (z.B. Kreislaufschwäche) - auch noch bis zu sechs Wochen, in Ausnahmefällen bis zu einem Jahr bei der Malaria tertiana, nach seiner Rückkehr zeigen, so muß er diese Symptome unverzüglich durch einen Spezialisten bzw. ein Tropeninstitut abklären lassen.

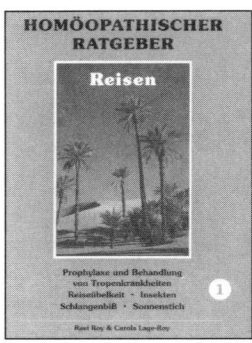

HOMÖOPATHISCHER RATGEBER

Reisen

Prophylaxe und Behandlung
von Tropenkrankheiten
Reiseübelkeit · Insekten
Schlangenbiß · Sonnenstich

1

Ravi Roy & Carola Lage-Roy

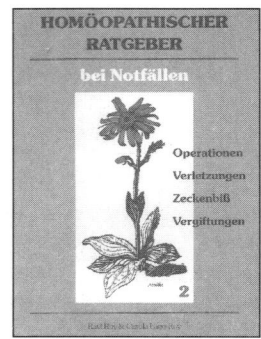

HOMÖOPATHISCHER RATGEBER

bei Notfällen

Operationen
Verletzungen
Zeckenbiß
Vergiftungen

2

Ravi Roy & Carola Lage-Roy

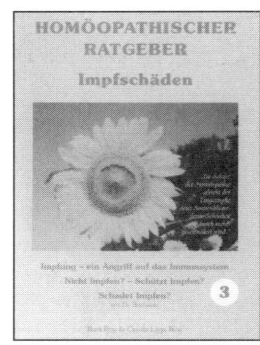

HOMÖOPATHISCHER RATGEBER

Impfschäden

Impfung – ein Angriff auf das Immunsystem
Nicht Impfen? – Schützt Impfen?
Schadet Impfen?

3

Ravi Roy & Carola Lage-Roy

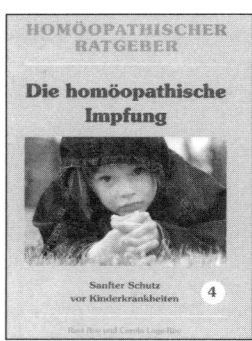

HOMÖOPATHISCHER RATGEBER

Die homöopathische Impfung

Sanfter Schutz
vor Kinderkrankheiten

4

Ravi Roy und Carola Lage-Roy

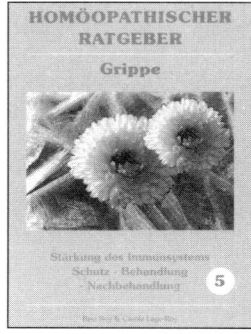

HOMÖOPATHISCHER RATGEBER

Grippe

Stärkung des Immunsystems
Schutz · Behandlung
· Nachbehandlung

5

Ravi Roy & Carola Lage-Roy

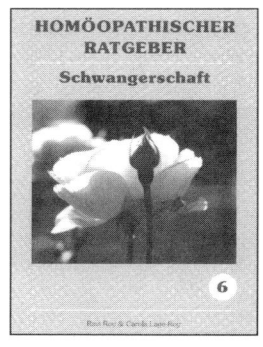

HOMÖOPATHISCHER RATGEBER

Schwangerschaft

6

Ravi Roy & Carola Lage-Roy

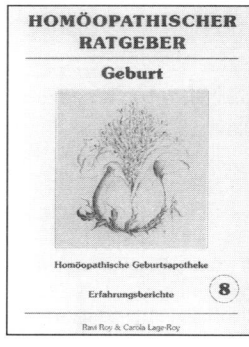

HOMÖOPATHISCHER RATGEBER

Geburt

Homöopathische Geburtsapotheke

Erfahrungsberichte

8

Ravi Roy & Carola Lage-Roy

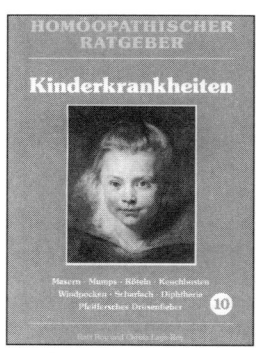

HOMÖOPATHISCHER RATGEBER

Kinderkrankheiten

Masern · Mumps · Röteln · Keuchhusten
Windpocken · Scharlach · Diphtherie
Pfeiffersches Drüsenfieber

10

Ravi Roy & Carola Lage-Roy

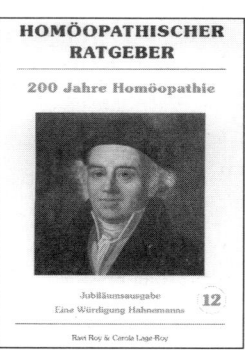

HOMÖOPATHISCHER RATGEBER

200 Jahre Homöopathie

Jubiläumsausgabe
Eine Würdigung Hahnemanns

12

Ravi Roy & Carola Lage-Roy

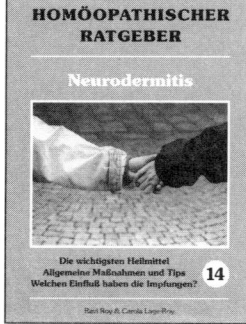

HOMÖOPATHISCHER RATGEBER

Neurodermitis

Die wichtigsten Heilmittel
Allgemeine Maßnahmen und Tips
Welchen Einfluß haben die Impfungen?

14

Ravi Roy & Carola Lage-Roy

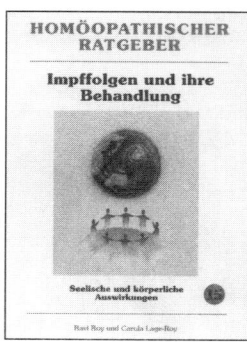

HOMÖOPATHISCHER RATGEBER

Impffolgen und ihre Behandlung

Seelische und körperliche
Auswirkungen

15

Ravi Roy und Carola Lage-Roy

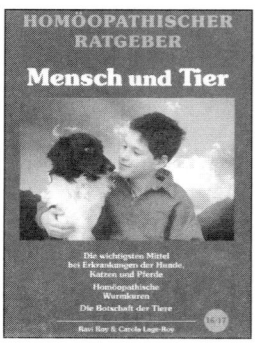

HOMÖOPATHISCHER RATGEBER

Mensch und Tier

Die wichtigsten Mittel
bei Erkrankungen der Hunde,
Katzen und Pferde
Homöopathische
Wurmkuren
Die Botschaft der Tiere

16/17

Ravi Roy & Carola Lage-Roy

——— EMPFEHLENSWERTE LITERATUR ———

Nr. 2 NOTFÄLLE   *ISBN-3-929108-02-X*

Die homöopathischen Möglichkeiten für eine schnelle und sanfte Hilfe sind in dieser Broschüre geschildert. Auf vielfachen Wunsch wurde auch das Thema „Operationsbegleitung" bei der Neuauflage dieses Ratgebers behandelt. Ferner wird eine sehr effektive Behandlung von Verbrennungen 3. Grades als eine sanfte Alternative zu Hautverpflanzungen vorgestellt. Das Heft wurde dem Buch „Selbstheilung durch Homöopathie" entnommen und eignet sich durch seinen umfassenden Inhalt und sein handliches Format auch als empfehlenswerter Begleiter zum Ratgeber „Reisen, auch Tropenreisen". (71 Seiten)

Weiteres aus dem Inhalt:
Wunden, Sportverletzungen, elektrischer Schlag, Atmungsnotfälle, Erfrierungen, Vergiftungen, Folge von Sonne und Hitze, Insektenstiche, Zecken, Angina pectoris, Prophylaxe vor Zeckenbißfieberenzephalitis und Borreliose

Nr. 3 IMPFSCHÄDEN   *ISBN-3-929108-03-8*

Impfung stellt immer einen Anschlag auf das menschliche Immunsystem dar und kann zu schweren gesundheitlichen Schäden führen. Diese möglichen Impffolgen werden ausführlich u.a. von Dr. Buchwald geschildert und statistisch erfaßt. Aus homöopathischer Sicht wird aufgezeigt, wie sich die herkömmliche Impfung auf unseren Organismus auswirkt. Wir möchten vor allem Eltern darüber aufklären, was sie über die Impfung und ihre Kontraindikationen wissen sollten. Auch werden bereits Impfgeschädigte über rechtliche Möglichkeiten informiert. (72 Seiten)

Weiteres aus dem Inhalt:
Impfungen können die homöopathische Behandlung blockieren, Impfblockaden, schwere Impfschäden (Dr. Buchwald), Risiken des Tine-Test, Impfstoffzusätze und Impffolgen, Rechtshilfe

Nr. 4 DIE HOMÖOPATHISCHE IMPFUNG   *ISBN-3-929108-04-6*

Das Thema Impfen und die oft schlimmen Folgen werden uns immer bewußter. Viele Eltern möchten ihre Kinder nicht mehr dem hohen Risiko von Nebenwirkungen und dauerhaften Schädigungen durch die Impfungen aussetzen. Andererseits wollen sie ihre Kinder auch nicht ungeschützt lassen. Die Homöopathie bietet eine bewährte Alternative für einen sanften Schutz vor Kinderkrankheiten (Scharlach, Keuchhusten, Polio, Röteln, Masern, Mumps) durch Nosoden, Hauptmittel und spezielle Epidemiemittel. Es wird genau erläutert, wie die homöopathische Impfung durchzuführen ist. (36 Seiten)

Weiteres aus dem Inhalt:
Schutz vor Tetanus, Hintergründe zur Hib-Impfung, Appelle gegen die Impfpflicht, Impffragebogen, Folgen einer MMR-Impfung, Bildung von Diphtherie-Antitoxinen nach homöopathischer Impfung

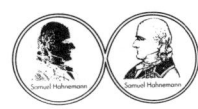

EMPFEHLENSWERTE LITERATUR

Nr. 5 GRIPPE
ISBN-3-929108-05-4

Hier geht es um die Behandlung der echten Grippe (Influenza), die einen wesentlich schwereren Krankheitsverlauf hat als eine normale Erkältung. Eine wichtige Voraussetzung liegt in der Stärkung des Immunsystems. Der homöopathische Grippeschutz, Ernährungs- und Verhaltensratschläge, die Rolle des heilsamen Fiebers, die sanfte und nebenwirkungsfreie Grippe-Behandlung sowie die Nachbehandlung werden in diesem Ratgeber erläutert. (39 Seiten)
Weiteres aus dem Inhalt:
Zungendiagnostik zur Mittelwahl; Wesen des tuberculinischen Miasma; Risiken der Grippe-Schutzimpfung

Nr. 6 SCHWANGERSCHAFT
ISBN-3-929108-06-2

Durch die heutige Medizin fühlen sich schwangere Frauen in zunehmendem Maß verunsichert.Gerade in der sanften und nebenwirkungsfreien Schwanger-schaftsbehandlung liegt eine Domäne der Homöopathie.Es können eigene Schwächen bearbeitet werden, um dem Kind eine gesunde Basis für das Leben zu bieten. Auch befaßt sich die Broschüre mit den am häufigsten von schwangeren Frauen gestellten Fragen. Medikamente und ihre möglichen Folgen, z.B. Schädigung des Embryos, werden übersichtlich aufgeführt. (33 Seiten)
Weiteres aus dem Inhalt:
Häufige Schwangerschaftsbeschwerden wie Zahnschmerzen und Durchfall; Risiken von Routineuntersuchungen, Ultraschall, Mikrowelle und Bildschirmarbeit; Ernährung; Fallbeschreibungen: Placenta praevia und Unterversorgung des Foetus

Nr. 8 GEBURT
ISBN-3-929108-08-9

Der Wunsch nach einer natürlichen Geburt setzt sich immer mehr durch. Dieser Ratgeber möchte werdenden Müttern, sowie auch Hebammen und Geburtshelfern die nötigen Informationen geben, um diese Vorstellungen Wirklichkeit werden zu lassen. Die Homöopathie steht hier hilfreich zur Seite. Besonders ausführlich wurde die Behandlung der „Eklampsie" geschildert. (40 Seiten)
Weiteres aus dem Inhalt:
Ernährung, Geburtsphasen, Hausgeburt, Gefahren der Routinemaßnahmen, Dammschutz, Kaiserschnitt, Steißlage, Wehenschwäche, Ultraschall, Toxoplas-moseschutz, Erfahrungsbericht

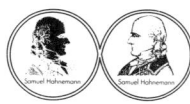

EMPFEHLENSWERTE LITERATUR

Nr. 9 SÄUGLING - WOCHENBETT

ISBN-3-929108-09-7

Dieser Ratgeber wendet sich vor allem an junge Mütter und Väter sowie Hebammen und Geburtshelfer, die der jungen Familie zur Seite stehen möchten. Alle wichtigen Phasen, Probleme und Krankheitszustände des Neugeborenen und der Wöchnerin sind umfassend beschrieben. Die Themen „Blähungen" und „Stillen" und die damit verbundenen Probleme werden ausführlich behandelt. Die „Indische Wochenbettmassage" wird hier erstmals beschrieben. Sie stellt eine wertvolle Hilfe für die Wöchnerin nach der Geburt dar. (160 Seiten)

Weiteres aus dem Inhalt:
Nachwehen, Wochenbettfluß, Gebärmutterrückbildung, Wochenbettdepression, Brustentzündung, Ernährung, Durchfall, Verstopfung, Urinverhalten, geburtsbedingte Verletzungen, der Nabel, Blähungen und Schlafstörungen des Säuglings, Gelbsucht, Erbrechen, Krämpfe, Schnupfen, Wundsein, Routineuntersuchungen, die „Öleinreibung für das Baby"

Nr. 10 KINDERKRANKHEITEN

ISBN-3-929108-10-0

Kinderkrankheiten dienen dazu, das Leben besser zu meistern und stärken das Selbstvertrauen. Dieser Ratgeber möchte Eltern und Therapeuten helfen, Kinderkrankheiten richtig zu verstehen und sie befähigen, den Heilungsprozeß mit homöopathischer Hilfe zu unterstützen. Empfehlenswert zu diesem Ratgeber ist die Broschüre „Homöopathische Impfung". (32 Seiten)

Weiteres aus dem Inhalt:
Scharlach, Masern, Windpocken, Röteln, Mumps, Diphtherie, Keuchhusten, Pfeiffer'sches Drüsenfieber

Nr. 12 200 JAHRE HOMÖOPATHIE

ISBN-3-929108-12-7

„Similia similibus curantur" – Ähnliches wird mit Ähnlichem geheilt!
In dieser Jubiläumsausgabe zum 200jährigen Bestehen der Homöopathie wird das Lebenswerk von Samuel Hahnemann gewürdigt. Sein schwerer und fruchtbarer Weg vom Arzt zum Begründer der Homöopathie wird hier dargestellt. Hahnemann hatte es sich zur Lebensaufgabe gemacht hatte, eine Heilmethode zu entwickeln, die in der Lage ist, kranke Menschen schnell, sicher, sanft und dauerhaft zu heilen. (48 Seiten)

Weiteres aus dem Inhalt:
Lebensstationen, seine Ehe mit Melanie, berühmte Schüler Hahnemanns, homöopathische Anekdoten, Psychotherapie und Ähnlichkeitsgesetz

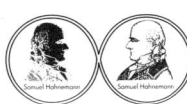

EMPFEHLENSWERTE LITERATUR

Nr. 14 NEURODERMITIS   *ISBN-3-929108-14-3*

Die Neurodermitis hat sich in den letzten Jahren in einem erschreckenden Ausmaß verbreitet. Vor allem Kinder leiden oft sehr stark daran. Die Homöopathie bietet Möglichkeiten, dieses als schwer heilbar geltende Leiden zu lindern und zu heilen. Auf den Einfluß von Impfungen, besonders der Polioimpfung, wird ausführlich eingegangen. (32 Seiten)
Weiteres aus dem Inhalt:
Allgemeine Maßnahmen und Tips, wichtigste Mittel bei Neurodermitis, Zusätze in Lebensmitteln als Allergieauslöser, Interview: Homöopathie und klinische Ökologie; Erfahrungsberichte

Nr. 15 IMPFFOLGEN UND IHRE BEHANDLUNG   *ISBN-3-929108-15-1*

Eine hochinteressante Lektüre für alle Menschen, welche die Polio- und Tetanusimpfung bekommen haben. Zum ersten Mal wird beschrieben, wie man mit Hilfe der homöopathischen Nosoden-Therapie Rückschlüsse auf die Auswirkungen der Impfungen, und zwar auf den seelischen Bereich, ziehen kann. Viele Impfschäden werden als „leicht" bezeichnet und sind daher kaum zu beweisen. Dieses Heft möchte nun über die Möglichkeiten der Behandlung von Impfschäden mit Hilfe der Homöopathie informieren. Die Rolle der Impfnosoden als wichtige Konstitutionsmittel wird besonders ausführlich behandelt. (56 Seiten)
Weiteres aus dem Inhalt:
Neue Arzneimittelprüfungen: Polio- und Tetanusnosode; Impfschäden wie z.B. Allergien, Neurodermitis, Autismus; BCG-Impfung; Neues über Pasteur

Nr. 16 MENSCH UND TIER   *ISBN-3-929108-16-X*

Dieser Ratgeber wird alle Tierfreunde erfreuen. Es geht hier um die homöopathische Behandlung von Hunden, Katzen und Pferden. Nicht nur die wichtigsten Katzen- und Hundekonstitutionstypen werden herausgearbeitet, sondern auch die Möglichkeit einer tiereiweißarmen Ernährung erläutert, die Impffrage und Wurmtherapie aus anderem Blickwinkel gesehen, über eine Begleittherapie bei Kastration und Sterilisation und das Vermeiden von Verhaltensstörungen berichtet. Das Buch möchte Anregungen geben für einen tiergemäßen und respektvolleren Umgang mit unseren kleinen Freunden. (116 Seiten)
Weiteres aus dem Inhalt:
Miasmatische Grundlagen des Fleischverzehrs. Warum essen die Menschen so gerne Fleisch? Was uns die Tiere dazu mitteilen. Qualzüchtung; Insekten- und Ungezieferbefall; Fallbeschreibungen; gesunde Ernährung für Haustiere; LM-Potenzen in der Konstitutionsbehandlung der Pferde.

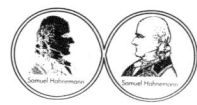

EMPFEHLENSWERTE LITERATUR

SELBSTHEILUNG DURCH HOMÖOPATHIE

Ravi Roy und Carola Lage-Roy beschreiben hier Möglichkeiten medizinischer Selbsthilfe, die für jeden anwendbar sind. Durch die übersichtliche Anordnung und die jedem Kapitel zugeordneten Symptomenverzeichnisse ermöglicht „Selbstheilung durch Homöopathie" das schnelle Erkennen des richtigen Mittels. Zur Veranschaulichung des breiten Anwendungsspektrums einige Stichworte aus dem Inhalt:

Erste-Hilfe-Maßnahmen
Angina pectoris
Erkältungskrankheiten
Zahn- und Ohrenschmerzen
Neuralgien, Koliken, Ischias
Schwangerschaftsbeschwerden
Geburt und Wochenbett
Kinderkrankheiten und Prophylaxe
Betreuung von Sportlern

416 Seiten zuzüglich 32 Seiten mit farbigen Abbildungen
gebunden DM 36,00   ISBN-3-426-26368-8
Taschenbuch DM 14,90   ISBN-3-426-76011-8
erschienen im Droemer Knaur Verlag, München

DAS WUNDER DER UNSICHTBAREN KRAFT

Die bekannte englische Homöopathin Dorothy Shepherd schildert in diesem ins Deutsche übersetzten, für Laien wie für Therapeuten geeigneten Buch, ihre gesammelten Erfahrungen. Die Themen stammen aus allen Bereichen der täglichen Praxis einer Hausärztin. Besonders interessant sind die Falldarstellungen.

Aus dem Inhalt:
Behandlung von entwicklungsbedingten Schwierigkeiten bei Kindern, Beschwerden der Wechseljahre, frauenspezifische Beschwerden, Gun Powder als Mittel zur Sepsisprophylaxe, Pyrogenium, Lungenentzündung, chronische Bronchitis, Erkältungskrankheiten, akute Infektionskrankheiten und Epidemien, Behandlung von Tieren.   *280 Seiten   DM 39,80*

Alle Bücher sind zu beziehen über jede Buchhandlung oder direkt bei:
LAGE & ROY
Verlag und Buchvertrieb
für homöopathische Literatur   **Tel. 08841/4455**
Hörnleweg 36, 82418 Murnau   **Fax 08841/4298**

Lehr- und Forschungsinstitut für Homöopathie

Ravi Roy • Hörnleweg 36 • 82418 Murnau • Tel.: 0 88 41 / 44 55

Der Ruf vieler Menschen nach einer echten, umfassenden Heilkunst ist sehr laut geworden. Das Ähnlichkeitsgesetz wurde von der Natur geschaffen und von Hahnemann für die Menschheit in der Wissenschaft der Homöopathie verankert und anwendbar gemacht. Es erfüllt auf besondere Weise die Sehnsucht der Menschen nach einer Vereinigung zweier, nur scheinbar gegensätzlicher Bereiche unseres Daseins - Wissenschaft und Glauben. Wir wollen mit diesem Institut eine breitere Basis für die Homöopathie schaffen, mehr Menschen erreichen, neue Therapeuten ausbilden und bereits praktizierenden Therapeuten die Möglichkeit geben, ihre Kenntnisse zu vertiefen und in einen Erfahrungsaustausch zu treten. Auch ihre Erfahrungen mit den Impfnosoden sind wichtig. Wir nehmen sie dankbar entgegen.

Der Lehrbereich des Instituts umfaßt Grundausbildung und Fachfortbildung. Besonderer Wert wird in den nächsten Jahren auf die Miasmenlehre Hahnemanns gelegt. Wir forschen über spezifische homöopathische Vorgehensweisen bei schwierigen Krankheitszuständen und befassen uns mit Prüfungen und der klinischen Erprobung neuer Mittel, insbesondere der Nosoden.

Ein Kursteilnehmer, selber praktizierender Heilpraktiker, über Ravi Roys Kurse in den **"Berliner Heilpraktiker Nachrichten"** (4/92) "Die Sichtweise Ravi Roys empfand ich als sehr erleichternd, befreiend und wegweisend. Wegweisend insofern, als daß er uns aufforderte, selbst zu Wissenschaftlern zu werden, offen zu sein, unvoreingenommen wahrzunehmen, den Mut zu haben, auch

gegen scheinbar herrschende Meinungen zu denken und zu leben. Erstmals hörte ich in einem Kurs eine plausible Erklärung der LM-Potenzen, warum und wie sie einzusetzen sind. Er legte sehr überzeugend dar, unterstützt durch Fälle aus der Praxis, warum und wie er mit LM-Potenzen besonders im chronischen Erkrankungsbereich arbeitet, wie die Reaktionen zu beurteilen, und welche Regeln bei der Verordnung und Einnahme zu beachten sind. Noch nie habe ich eine derart plastische und dennoch von großer Erfahrung, Praxisnähe und Genauigkeit gespickte Darstellung eines Arzneimittelbildes erlebt. Ravi Roy setzt Akzente, die den Weg zu den Quellen weisen, ohne für das Neue verschlossen zu sein. Nach diesem Kurs habe ich keinen Zweifel mehr, die Kunst der Homöopathie wirklich erlernen zu können."

Similia
similibus
curantur

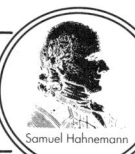
Samuel Hahnemann

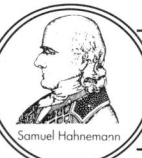
Samuel Hahnemann

Ähnliches
wird durch
Ähnliches geheilt